K. Gopalasatheeskumar
M. Naveenkumar
G. Thamaraipriya

Levantamento da literatura sobre as plantas medicinais Momordica

K. Gopalasatheeskumar
M. Naveenkumar
G. Thamaraipriya

Levantamento da literatura sobre as plantas medicinais Momordica

Destaques do perfil da planta e da pesquisa bibliográfica

ScienciaScripts

Cover image: www.ingimage.com

This book is a translation from the original published under ISBN 978-620-4-95418-9.

Publisher:
Sciencia Scripts
is a trademark of
Dodo Books Indian Ocean Ltd. and OmniScriptum S.R.L publishing group

120 High Road, East Finchley, London, N2 9ED, United Kingdom
Str. Armeneasca 28/1, office 1, Chisinau MD-2012, Republic of Moldova, Europe
Managing Directors: Ieva Konstantinova, Victoria Ursu
info@omniscriptum.com

Printed at: see last page
ISBN: 978-620-8-56352-3

Levantamento da literatura sobre as plantas medicinais Momordica

DESTAQUE DO PERFIL DA PLANTA E DA LITERATURA

Dr. K. Gopalasatheeskumar, M.Pharm., Ph.D.,

Sr. M. Naveenkumar, B.Pharm,

Sra. G. Thamaraipriya, B.Phar,

PREFÁCIO

O género Momordica ocupa um lugar de destaque na medicina tradicional e moderna, sendo as suas espécies reconhecidas pelas suas notáveis propriedades farmacológicas e potencial terapêutico. Entre estas, a Momordica charantia (melão amargo) tem sido amplamente estudada e utilizada pelos seus efeitos antidiabéticos, antimicrobianos e antioxidantes. Apesar da grande quantidade de informação disponível, sintetizar e analisar a extensa literatura sobre este género continua a ser um desafio para investigadores e académicos.

O "Literature Survey of Momordica Medicinal Plants" foi concebido para responder a esta necessidade, compilando e resumindo resultados de investigação significativos sobre as espécies de Momordica. Este livro pretende servir como um recurso abrangente, apresentando uma visão geral estruturada da taxonomia, fitoquímica e actividades farmacológicas destas plantas. O livro faz a ponte entre o conhecimento tradicional e os avanços científicos modernos, oferecendo ideias que beneficiarão investigadores, educadores e profissionais nas áreas da fitoquímica, farmacognosia e ciências farmacêuticas.

O principal objetivo deste livro é facilitar a compreensão das tendências de investigação do passado, destacar descobertas importantes e identificar áreas que requerem uma maior exploração. Ao consolidar uma vasta gama de estudos, este manual não só poupa tempo aos leitores como também inspira novas direcções de investigação no estudo das plantas medicinais Momordica.

Estou profundamente grato aos inúmeros investigadores e académicos cujo trabalho contribuiu para este campo e tornou possível esta compilação. Espero que este livro sirva como uma referência valiosa para qualquer pessoa que esteja a explorar o potencial terapêutico das espécies de Momordica.

Dr.K.Gopalasatheeskumar, M.Pharm., PhD, PGDAW, Professor Associado, Sri Shanmugha College of Pharmacy, Tamil Nadu, Índia.

RECONHECIMENTO

Agradecemos ao Todo-Poderoso as bênçãos que nos deu para concluir com êxito esta dissertação. Queremos expressar a minha gratidão a todos aqueles que nos ajudaram a ultrapassar os obstáculos que se colocaram no nosso caminho durante a nossa licenciatura em Farmácia.

Os nossos agradecimentos especiais ao **Sr. K. Shanmugam**, Presidente, ao **Sr. Thirumoorthy Arumugam**, Diretor Executivo, e à **Sra. T. Gokila Shanmugam**, Secretária Conjunta da Instituição Educativa Sri Shanmugha, por fornecerem as infra-estruturas e instalações necessárias para este trabalho.

Estamos extremamente gratos ao nosso Diretor**, Dr. P. Suresh Kumar, M.Pharm., Ph.D.** Principal, Sri Shanmugha College of Pharmacy, por nos ter proporcionado todas as instalações e infra-estruturas necessárias para uma conclusão bem sucedida.

Estamos em dívida para com o meu orientador. **Dr. V.K. Kalaichelvan, M.Pharm., Ph.D,** Department of Pharmacology, Kamarajar College of Pharmacy, É com imenso prazer que exprimimos o nosso sentimento de gratidão para com o nosso orientador pelo seu constante encorajamento e por nos dar mais apoio no nosso trabalho de projeto e por nos encorajar a concluí-lo com êxito.

Agradecemos a todo o **pessoal** docente e **não docente do Sri Shanmugha College of Pharmacy** por nos ter prestado toda a ajuda e apoio durante o nosso trabalho.

Foi um prazer partilhar os meus estudos de licenciatura e a minha vida com pessoas maravilhosas. Estou muito grato a todos os **meus colegas de turma**, a quem apresento os meus sinceros agradecimentos.

A nossa mais profunda gratidão e o nosso agradecimento pertencem aos **nossos pais** que demonstraram amor, afeto e encorajamento e que finalmente tornaram possível a conclusão deste trabalho.

Índice

Perfil da planta 1: Momordica balsamina

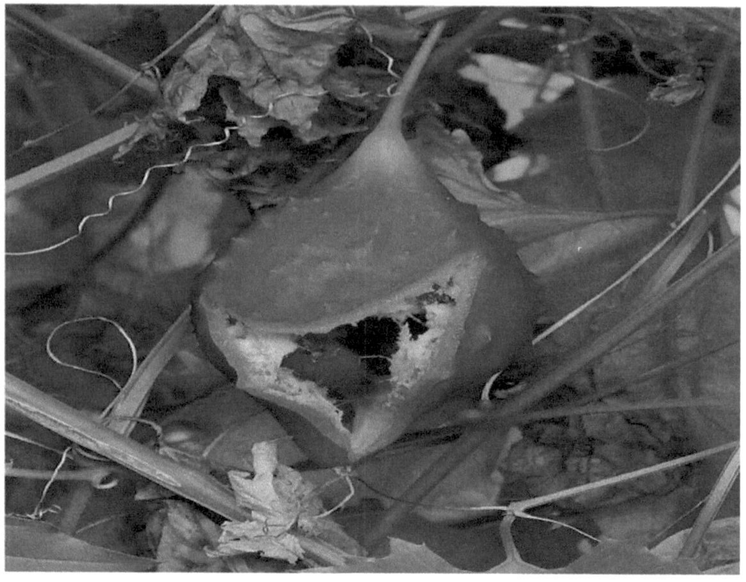

Sinónimos

- *Momordica garriepensis Arn.* [desconhecido]
- *Momordica huberi* Tod. [desconhecido]
- *Nevrosperma cuspidata* Raf. [desconhecido].
- *Momordica involucrata* E.Mey. [desconhecido].
- *Momordica schinzii Cogn.* ex Schinz [desconhecido]

Descrição

A Momordica balsamina é uma espécie de planta com flor da família das Cucurbitáceas. É também conhecida por vários outros nomes, incluindo Balsameira. Esta erva perene cresce até um metro de altura. É originária das zonas tropicais de África. Pode ser encontrada em regiões perturbadas, bem como em florestas tropicais de planície e de montanha.

Utilizações e benefícios:

A Momordica balsamina é utilizada como planta de sebe e como planta decorativa em jardins. Além disso, é uma planta medicinal utilizada para tratar constipações, febre e problemas digestivos.

Flor, Sementes e Mudas:

No caule da *Momordica balsamina,* estão agrupadas pequenas flores amarelas. As sementes esféricas e pretas são minúsculas. Com folhas pequenas e ovais, as plântulas são finas e curtas. **Distribuição**

As regiões tropicais de África e da Ásia são o habitat da *Momordica balsamina.*

Nome científico de *Momordica balsamina.*

Momordica balsamina

Nome comum da *Momordica balsamina*

Pera balsâmica

Composto bioativo

Vitamina C, alcalóides, cucurbitacinas, óleo aromático volátil, momordicina, ácidos resínicos, óleo fixo, caroteno e saponinas (https://www.selinawamucii.com/plants/cucurbitaceae/momordica-balsamina/)

Revisão da literatura sobre *Momordica Balsamina*

Ludidia *et al.*, 2019 Identificaram que a administração de momordica balsamina matanólica altera as alterações causadas pela hiperglicemia, reduzindo potencialmente o risco de complicações cardiovasculares.

Catia Ramalhete *et al.*, 2016 Este estudo avaliou 30 triterpenóides para a sua modulação da glicoproteína P, encontrando forte atividade de reversão de MDR em compostos de momordica balsamina, com variações relacionadas com a estrutura. A lipofilicidade óptima e os padrões de substituição foram cruciais para a atividade.

Cristina Duarte Silva *et al.*, 2022 Os novos triterpenóides da *Momordica balsamina* revelam um potencial promissor como inibidores da glicoproteína-P no combate à multirresistência no cancro, com uma sinergia notável quando combinados com a doxorrubicina, realçando a sua importância na terapia do cancro.

Gulab Singh Thakur *et al.*, 2011 Este estudo promete a utilização de rebentos auxiliares para a conservação de M.Balsamina, embora seja necessária mais investigação para descobrir as suas propriedades medicinais e nutritivas.

Karabo Serala *et al.*, 2021 Este é identificado como MBE inibe a metástase das células HT-29 CRC, mas é necessária investigação adicional para identificar os seus compostos e estudar os seus efeitos in vitro e in vivo.

Morgan I *et al.*,2022 Este estudo centrou-se em determinar se os extractos das folhas de *Momordica balsamina* contêm atividade anti-HIV-1 e em determinar a natureza do(s) ingrediente(s) ativo(s) responsável(eis) por esta atividade.

Petunia Mashiane *et al.*, 2022 concluíram que a fritura de folhas de abóbora africana aumenta o seu valor nutricional com o aumento de compostos fenólicos, carotenóides e atividade anti-oxidante, ao mesmo tempo que reduz os antinutrientes, tornando-a um método de cozedura ideal para consumidores preocupados com a saúde.

Planta 2: Momordica angustisepala

Classificação científica

Reino: Plantae

Filo: Angiospérmicas

Ordem: Cucurbitáceas

Família: Cucurbitáceas

Género: Momordica

Espécie: angustisepala

Sinónimos

Momordica bracteata Hutch. & Dalziel

Descrição

A Momordica angustisepala é uma planta com flor da família das Cucurbitáceas. Também é conhecida por vários outros nomes, incluindo Bálsamo-maçã de pé estreito. Esta erva perene pode crescer até um metro de altura. É originária das zonas tropicais de África. Pode ser encontrada em regiões perturbadas, bem como em florestas tropicais de planície e de montanha.

Utilizações e benefícios

A Momordica angustisepala é utilizada como planta de sebe e como planta atractiva em jardins. Além disso, é utilizada como erva medicinal para curar constipações, febre e problemas digestivos.

Flor, sementes e mudas

As pequenas flores amarelas das plantas de Momordica angustisepala florescem durante todo o verão. As plântulas são pequenas e verdes, enquanto as sementes são pequenas e pretas.

Compostos bioactivos

Flavonóides, saponinas e alcalóides.

(https://www.selinawamucii.com/plants/cucurbitaceae/momordica-angustisepala).

Revisão da literatura sobre *Momordica Angustisepla*

Anthony Nkem Ede *et al.*, 2018 A fibra de *Momordica angustisepala* mostrou-se promissora no aumento das resistências à compressão e à tração do betão, com um aumento de 4,37% e 10%, respetivamente, com teores óptimos de fibra de 0,25% e 0,5%.

Aguwa *et al.*, 1983 Este estudo revelou que o extrato de raiz de momordica angustisepala induziu abortos em ratos e porquinhos-da-índia, reflectindo a sua utilização tradicional para o aborto na Nigéria, possivelmente através de mecanismos hormonais.

Atuanya *et al.*, 2013 Estas fibras de MA foram caracterizadas por XRD e SEM/EDS, as propriedades de tração e a densidade foram determinadas. O trabalho confirmou que as fibras de MA mostram potencial como material para a produção de compósitos poliméricos.

Planta 3: Momordica Cardiospermoides

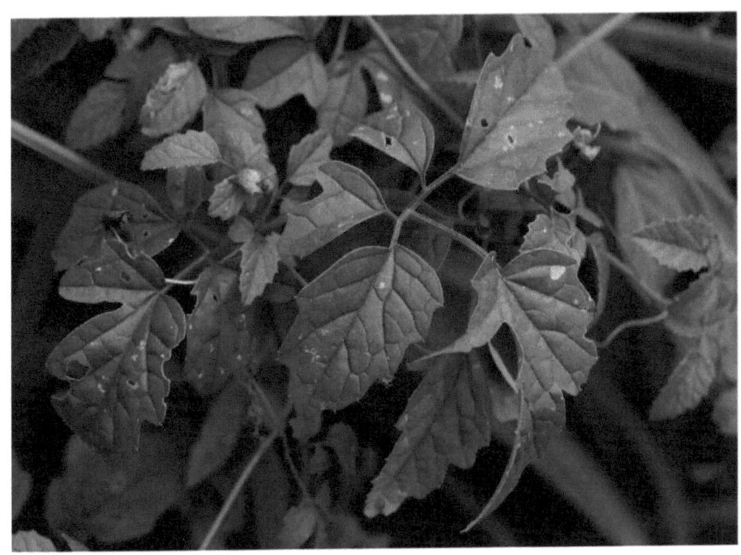

Classificação científica

Reino: Plantae

Filo: Angiospérmicas

Ordem: Cucurbitáceas

Família: Cucurbitáceas

Género: Momordica

Espécie: cardiospermoides

Nomes comuns

Momordica Cardiospermoides

Cardiospermoides Momordica

Cardiospermoides ' Momordica

Descrição

A Momordica cardiospermoides, uma erva anual da família Cucurbitaceae nativa das ilhas das Caraíbas, é também conhecida por vários nomes comuns , incluindo Cardiospermum-like Momordica. Apresenta flores brancas e uma pequena folhagem verde. Cresce em locais húmidos e sombreados, como as margens dos rios e as selvas.

Utilizações e benefícios

A Momordica Cardiospermoides é cultivada para fins alimentares e como planta decorativa em jardins. Os frutos podem ser adicionados a saladas, molhos e conservas porque são comestíveis.

Flor, sementes e mudas

A Momordica Cardiospermoides produz sementes pequenas, redondas e castanhas escuras; as plântulas são pequenas, com um único caule e duas folhas pequenas; e a flor é amarela, em forma de trombeta, e tem cinco pétalas.

Distribuição

A África tropical é o habitat natural da *Momordica Cardiospermoides.* Cresce em locais húmidos e sombreados.

Nomes comuns de *Momordica Cardiospermoides*

Frutos de pepino, cabaça de cobra

Hábito de crescimento de Momordica Cardiospermoides

É uma trepadeira com gavinhas

Compostos bioactivos

Flavonóides, saponinas e alcalóides

.(https : //www.selinawamucii. com/plants/cucurbitaceae/momordica-cardiospermoides)

Revisão da literatura sobre Momordica Cardiospermoides:

Anza-Tshilidzi Ramabulana *et al.,* 2023 Este estudo propõe um quadro para melhorar as estratégias de DDA, optimizando a aquisição de iões e melhorando a cobertura global das redes moleculares, anotações e classificação química.

Planta 4: Momordica cymbalaria Hook

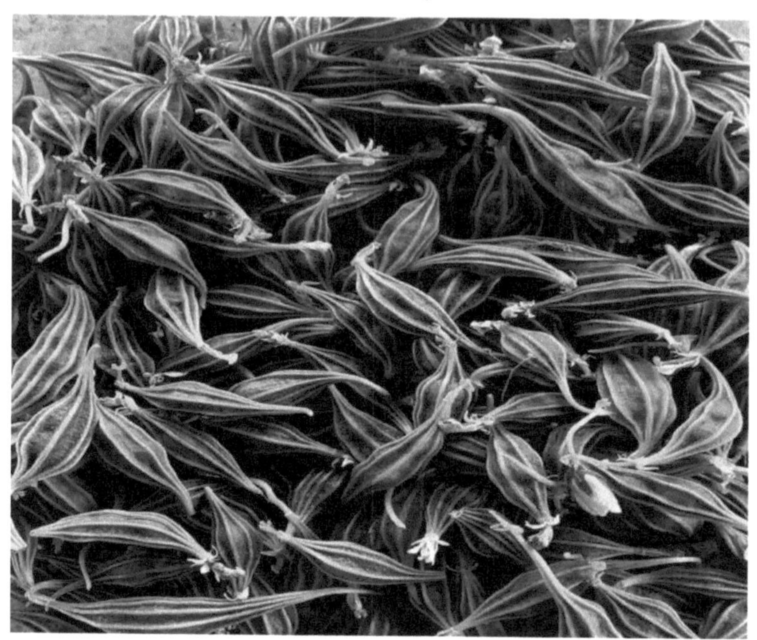

Classificação científica

Reino: Plantae

Filo: Angiospérmicas

Ordem: Cucurbitáceas

Família: Cucurbitáceas

Género: Momordica

Espécie: cymbalaria

Nomes comuns

- Cabaça amarga
- Pera balsâmica
- Pepino Bur tipo címbalo

Descrição

Momordica cymbalaria, originária da América Central. Apresenta um tufo de pequenas folhas na base do seu caule fino. Cresce em espaços abertos, incluindo regiões perturbadas, campos e valas à beira da estrada.

Utilizações e benefícios

A medicina tradicional chinesa utiliza *a Momordica cymbalaria* pelas suas qualidades anti-inflamatórias e antioxidantes. Além disso, a melancolia, o stress e a exaustão são tratados com esta planta. Além disso, pensa-se que existem propriedades anti-envelhecimento e anti-cancerígenas.

Distribuição

Os estados nativos de Andhra Pradesh, Karnataka e Tamil Nadu são o lar da *Momordica cymbalaria.*

Habitat natural de *Momordica cymbalaria:*

Encostas secas e rochosas no México

Composto bioativo

Ácidos fenólicos, flavonóides, carotenóides, triterpenóides de cucurbitáceas e fitosteróis. (https://www.selinawamucii.com/plants/cucurbitaceae/momordica-cymbalaria)

Revisão da literatura sobre *Momordica cymbalaria*

Raju Koneri *et al.,* 2008 O extrato de raiz de *Momordica cymbalaria* exibiu propriedades hepatoprotectoras potentes, atenuando o tetracloreto de carbono, incluindo danos no fígado de ratos, aumentando os antioxidantes e preservando a estrutura do fígado, o que sugere o seu potencial como agente protetor do fígado.

Abbirami Elangovan *et al.,* 2019 O pó de fruta *Momordica cymbalaria* exibiu efeitos antidiabéticos e hipolipidémicos em ratos diabéticos induzidos por aloxana, reduzindo a glicose no sangue, melhorando o glicogénio hepático e diminuindo o colesterol e os triglicéridos.

Chittapur Rekha *et al.*, 2018 Este estudo Charecteriza *Momordica cymbalaria*, um vegetal subutilizado com alto valor nutricional. Encontrou variabilidade significativa entre 13 ecótipos de karnataka, sugerindo potencial para cultivo e melhoria.

Deepak Kumar *et al.*, 2017 Medicamentos à base de plantas como *Momordica*

As cymbalarias são uma alternativa rentável aos medicamentos sintéticos, com potenciais benefícios para a saúde em várias patologias, respondendo às preocupações com a resistência aos antibióticos e os efeitos secundários dos medicamentos.

Elangovan *et al.*, 2021 Os extractos de *Momordica cymbalaria* mostraram-se promissores na atenuação de problemas reprodutivos masculinos induzidos pela diabetes, melhorando o controlo da glicose no sangue, a saúde dos órgãos reprodutivos e os níveis de antioxidantes, sugerindo o seu potencial para gerir a infertilidade relacionada com a diabetes.

Fredrick Munyao Mutie *et al.*, 2023 Este estudo analisou a priorização de plantas medicinais e alimentares no Quénia utilizando modelos estocásticos, revelando grupos taxonómicos chave de importância e contribuindo com conhecimentos valiosos para comparações globais.

Chaitanya *et al.*, 2022 Este estudo salienta que concentrações excessivas de metais pesados têm um impacto negativo no crescimento e desenvolvimento de plantas como *a Momordica cymbalaria,* sublinhando a importância de gerir o stress causado por metais pesados para evitar a fitotoxicidade.

Godavarthi Ashok *et al.*, 2018 O estudo indica que o extrato de *Momordica cymbalaria* (MeMc) tem fortes propriedades antidiabéticas e pode aliviar a resistência à insulina em ratos com elevado teor de gordura, sendo o ácido gálico e a rutina identificados como os seus principais ingredientes.

Shantakani Srinivasalu *et al.*, 2017 O rastreio preliminar de *Momordica cymbalaria* identificou fitoquímicos importantes em vários extractos, com os compostos mais bioactivos encontrados no extrato metanólico do fruto, o que justifica mais investigação para isolamento e estudo.

Karthick *et al.*, 2023 A diabetes é comum nos EUA, com plantas medicinais tradicionais como *a Momordica cymbalaria* e a casca de nendran a mostrarem potenciais benefícios para a saúde, resultando num novo produto neutracêutico para avaliação.

Ramanath, 2012 Neste, o extrato de folha de *M. cymbalaria* exibiu atividade antimicrobiana, demonstrando propriedades bactericidas contra todos os microrganismos testados.

K. Joseph John Æ V. T. Antony Æ Y. C. Roy 2016 Através de herbário e pesquisa de campo, o "bhat ka-rela" na Índia foi corretamente identificado como *Momordica subangulata* blume subsp. Renigera, destacando a utilização da biodiversidade pelos povos indígenas no nordeste da Índia.

Rajesham V.V *et al.*, 2019 Neste o extrato hidroalcoólico de frutos de *Momordica cymbalaria* pode prevenir a nefrotoxicidade induzida por fluoreto de sódio em taxa devido às suas propriedades antioxidantes.

Rajukoneri *et al.*, 2006 Neste, o extrato etanólico da raiz de *Momordica cymbalaria* mostrou atividade anti-inflamatória, mas este efeito não foi atribuído à atividade estrogénica ou progestagénica.

Gopalasatheeskumar, 2018 *Momordica cymbalaria* exibe diversas propriedades medicinais e esta revisão fornece um recurso valioso para uma referência rápida às suas várias actividades farmacológicas.

Kameswara Rao *et al.*, 1999 Pó de frutos de *Momordica cymbalaria* demonstrou efeitos antidiabéticos e hipolipidémicos em ratos diabéticos induzidos por aloxano, reduzindo os níveis de glicose no sangue e melhorando os perfis lipídicos.

Kameswara Rao *et al.*, 2001 O extrato aquoso de *Momordica cymbalaria* reduziu eficazmente a glicose sanguínea em ratos diabéticos sem causar hipoglicemia em ratos normais, comparável à Glibenclamida.

Kameswararao *et al.*, 2003 Este estudo parece indicar que o fruto da M. Cymbalaria pode ter benefícios promissores no controlo dos níveis de glicose no sangue e hiperlipidemia na diabetes.

Mahesh Kumar *et al.*, 2014 O estudo combina a química medicinal e os ensaios in vitro, revelando que o extrato de M.Cymbalaria aumenta o GLUT-4 e o PPARY, melhorando o transporte da glicose.

Bharathi *et al.,2011* O estudo explorou o número de cromossomas em seis espécies de Momordica, revelando variações. As evidências sugerem uma origem alopoliplóide segmentar para *M,subangulata* subsp. Renigera, e o estatuto taxonómico de M.Cymbalaria foi discutido.

Mekala *et al.*, 2019 O extrato da fruta *Momordica cymbalaria* sintetiza nanopartículas de prata verde microencapsuladas em algodão, oferecendo propriedades antimicrobianas biocompatíveis e livres de poluentes para potenciais aplicações biomédicas, como curativos para feridas.

Maruti *et al.*, 2020 *Momordica cymbalaria* , um vegetal selvagem seguro com alto teor de minerais essenciais, poderia ser um aditivo alimentar valioso nas indústrias nutracêuticas.

Bharathi Dhasan *et al.*, 2010, o extrato do fruto de *Momordica cymbalaria* apresentou propriedades antiulcerosas significativas em ratos, reduzindo a atividade total e o índice de úlcera, potencialmente ligadas ao seu conteúdo polifenólico, como a quercetina.

Saundharya et al., 2022 O extrato de tubérculo de *Momordica cymbalaria* num adesivo transdérmico apresenta propriedades antioxidantes potentes e baixa citotoxicidade, sendo promissor para a cicatrização ecológica de feridas diabéticas.

Mahesh Kumar *et al.*, 2014 O estudo destaca o facto de o extrato metanólico do fruto *da M.Cymbalaria's* potenciar o GLUT-4 e o PPARY para um melhor transporte da glicose, com esforços contínuos para isolar os princípios activos através da purificação.

Jeyadevi *et al.*, 2012 *M.Cymbalaria* mostra-se promissora no tratamento da diabetes , controlando a hiperglicemia e promovendo potencialmente a regeneração celular.
A investigação futura sobre o seu perfil fitoquímico pode levar a uma terapia baseada em alimentos sem efeitos secundários.

Raghavendra Mitta *et al.*, 2020 Este estudo conclui que o extrato de Oride (NaF) dos frutos de *M.Cymbalaria* mostra potencial como candidato a medicamento para tratar a hepatotoxicidade induzida por NaF.

Maddirela Dilip Rajasekhar *et al.*, 2010 Este identificou que o estudo indica que os frutos de *Momordica cymbalaria* são um agente anti-hiperglicémico eficaz em ratos diabéticos induzidos por STZ numa dose de 2,5mg/kg b.w.

Koneri *et al.*, 2013 A saponina esteroidal *da M.Cymbalaria's* mostra-se promissora na neuropatia periférica diabética, proporcionando neuroprotecção, aliviando a analgesia neuropática e exibindo uma atividade antioxidante significativa.

Koneri *et al.*,2014 A saponina derivada da raiz de M.Cymbalaria demonstra uma potencial atividade antidiabética, aumentando a captação de glicose, a libertação de insulina e a libertação e promovendo o rejuvenescimento das células beta.

Rekha, 2015 M.cymbalaria , uma cultura indiana atual, enfrenta desafios comerciais devido à disponibilidade limitada de sementes. A manipulação genética para o melhoramento medicinal mostra-se promissora, prometendo futuras investigações.

Prashanth *et al.*, 2013 *A Momordica cymbalaria*, historicamente valorizada para uso medicinal, demonstra um potencial antidiabético e antioxidante significativo, particularmente nos extractos de frutos, sugerindo caminhos para uma maior exploração na aplicação medicinal.

Shrivardhan *et al.*, 2013 A planta medicinal apresenta uma atividade antimicrobiana potente devido aos seus antioxidantes. A medicina herbal é eficaz contra os agentes patogénicos e os métodos de purificação oferecem compostos valiosos para utilização farmacêutica.

Kumara Swamy *et al.*, 2015 Este estudo identificou que o extrato do fruto *da M.cymbalaria* sintetiza AgNPs potentes com diversas aplicações medicinais, sendo necessária mais investigação para compreender o seu mecanismo de ação em modelos celulares.

Veena *et al.*, 2021 *A Momordica cymbalaria*, um legume subutilizado, possui propriedades nutricionais e medicinais superiores às da momordica charantia, e a utilização da tecnologia de secagem por pulverização aumenta o seu prazo de validade e a sua retenção nutricional.

Planta 5: Momordica charantia

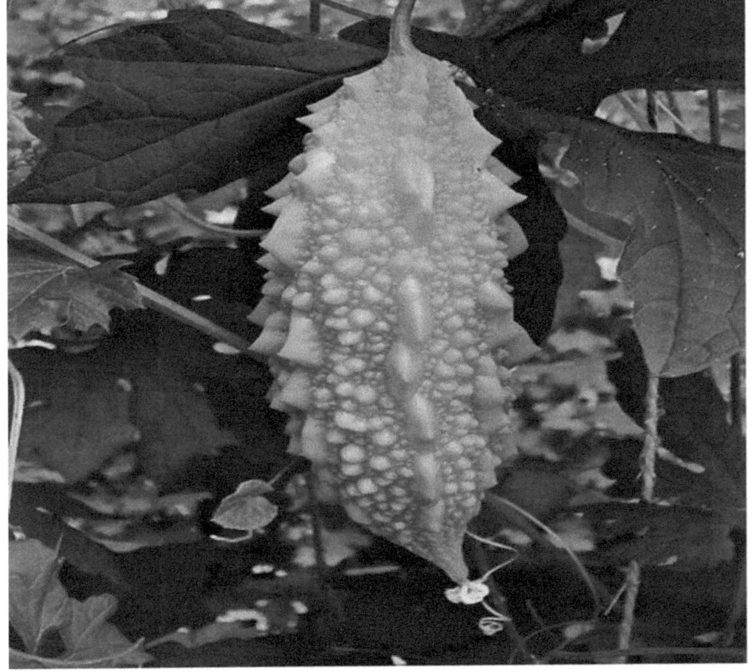

Nome comum

Bálsamo de pera, melão amargo, goiaba amarga, maçã amarga, cabaça amarga e abóbora amarga

Distribuição

É produzida pelas suas frutas comestíveis nas Caraíbas, na Ásia e em África. A forma e o amargor do fruto variam muito nas suas numerosas variantes. O melão amargo é originário de África, onde era um alimento básico dos caçadores-colectores a Kung durante a estação seca. Variedades pré-históricas selvagens ou parcialmente domesticadas foram encontradas em toda a Ásia, e o Sudeste Asiático foi provavelmente onde se tornou totalmente domesticado. É um ingrediente comum nas cozinhas do Sudeste

Asiático, do Sul da Ásia e do Leste Asiático.

Classificação científica

Reino: Plantae

Clado: Traqueófitas

Ordem: Cucurbitáceas

Família: Cucurbitáceas

Género: Momordica

Espécies: *Momordica charantia*

O habitat natural de *Momordica charantia*

Florestas tropicais e subtropicais húmidas de planície

Utilizações e benefícios

A Momordica charantia é utilizada como planta de sebe e como planta decorativa em jardins. Além disso, é utilizada como erva medicinal para curar constipações, febre e problemas digestivos.

Compostos bioactivos

Compostos fenólicos, triterpenos e carotenóides. (https://www.selinawamucii.com/plants/cucurbitaceae/momordica-charantia)

Revisão da literatura sobre *Momordica charantia*

Kundu *et al.*, 2021 Estudos de capacidade de combinação utilizando cruzamentos de dialelos completos 6 x 6 mostraram uma ação genética aditiva e não aditiva na expressão de diferentes caracteres. A ação genética aditiva foi predominante, com o genótipo BG 009 a ser o melhor combinador geral para promover a precocidade. Outros caracteres importantes incluíram o número de frutos, o peso médio de um fruto e a produção. Foram observados efeitos significativos de SCA para a floração feminina precoce, frutos por videira e peso médio de um fruto. Os cruzamentos recíprocos podem ser utilizados para o melhoramento das caraterísticas desejadas.

Bhagyalakshmi Manjappa *et al.*, 2014 O estudo investiga as propriedades anticoagulantes e de hidrólise do coágulo de fibrina do extrato de sementes de *Momordica charantia* (MCSE). O MCSE hidrolisa a caseína, melhora a formação de coágulos no plasma humano citratado e prolonga o tempo de hemorragia. Participa na cascata de coagulação do sangue e hidrolisa as cadeias de fibrinogénio humano. O efeito anticoagulante da MCSE é abolido pela 1,10-fenantrolina e pelo fluoreto de fenilmetilsulfonilo, mas não por outras proteínas plasmáticas. A MCSE não é tóxica e pode ser uma candidata valiosa para o tratamento de coágulos sanguíneos/perturbações trombóticas.

Bilin Xu *et al.*, 2022 Este documento analisa a investigação sobre a O presente trabalho apresenta os efeitos hipoglicemiantes da Momordica charantia L., uma planta utilizada na fitoterapia e como vegetal, e discute sua aplicação clínica no tratamento do diabetes mellitus, visando ampliar seu uso como alimento funcional.

Binod Adhikari *et al.*, 2021 O estudo concluiu que a duração da hidro-injeção de sementes tem um impacto significativo na germinação e no crescimento das plântulas de cabaça amarga. A hidro-injeção de 36 horas e 48 horas aumenta a absorção de água, conduzindo a uma maior germinação, altura das plântulas e índice de vigor. Isto sugere que a hidro-injeção pode melhorar a germinação das sementes e a qualidade das plântulas no distrito de Surkhet, Nepal, mas é necessária mais investigação.

Chi-I Chang *et al.*, 2006 O composto 5 foi obtido pela hidrólise do momordicosídeo I, tendo sido isolado pela primeira vez como produto natural no presente estudo.

Chinthalapally, 2018 O extrato de melão amargo (BME) previne a displasia oral e o carcinoma de células escamosas num modelo de ratinho imunocompetente, suprimindo a expressão de genes do sistema imunitário durante o desenvolvimento do cancro oral.

Peter *et al.*, 2018 O tratamento da diabetes tipo 2 envolve abordagens multifacetadas, incluindo *M. charantia.* Uma revisão sistemática de 2012 incluiu quatro ensaios clínicos randomizados, estimativas de segurança e eficácia potencialmente tendenciosas. Esta revisão incluirá estudos clínicos não randomizados e arbitragem por um terceiro indivíduo independente.

Peter *et al.*, 2020 *Momordica charantia* L. reduziu os níveis de glucose plasmática em jejum em modelos de diabetes tipo 2, reduzindo vários parâmetros do perfil lipídico. No entanto, pesquisas futuras devem padronizar as doses, fornecer dados de controle de qualidade, realizar estudos pré-clínicos com alocação aleatória, cegamento e cálculo de poder para melhor generalização clínica.

Peter *et al.*, 2018 As preparações adjuvantes *de M. charantia* melhoram o controlo glicémico em doentes com DMT2, mas a evidência de baixa qualidade e os dados de segurança esparsos justificam mais investigação. Padronização e ensaios clínicos com tamanho de amostra adequado são necessários.

Evandro Fei Fang *et al.*, 2019 O melão amargo contém RIPs do tipo 1, RIP do tipo 2, lectina e RNase, que têm potenciais agentes terapêuticos para o tratamento do cancro. Estas proteínas induzem a apoptose em células cancerígenas, e mais investigação pode revelar mais cancros que respondem a estas proteínas. A lectina do visco e a Onconase têm atividade anticancerígena em doentes. As proteínas do melão amargo e as pequenas moléculas não proteicas têm actividades biológicas importantes. São necessários mais estudos laboratoriais de base antes dos ensaios clínicos.

Emine Yalçin *et al.*, 2022 Este estudo examina os efeitos tóxicos do glifosato, um herbicida muito utilizado na agricultura, e o seu papel protetor na redução da toxicidade. O glifosato, um herbicida versátil, causa toxicidade fisiológica, citogenética, bioquímica e anatómica. O estudo revela que o Bmex pode reduzir a toxicidade do glifosato em função da dose e melhora todos os parâmetros examinados. O estudo sublinha a importância de determinar a dose mais eficaz para os organismos-alvo e as doses não tóxicas para os organismos não-alvo, salientando também o papel protetor dos produtos antioxidantes como o Bmex.

Erika Richter *et al.*, 2023 O melão amargo, uma planta polivalente, tem sido utilizado como medicina alternativa e suplemento alimentar para tratar sintomas relacionados com a diabetes e a doença de Alzheimer (DA). As suas poderosas propriedades medicinais, incluindo propriedades hipoglicémicas para a DM e propriedades antioxidantes para a DA, protegem a função cognitiva e os níveis de colesterol. No entanto, os estudos sobre a *M. charantia* são imperfeitos devido a pequenas amostras, à falta de controlo e a desenhos de estudo deficientes. Melhorar a conceção dos estudos clínicos pode aumentar a segurança e a eficácia da *M. charantia* como suplemento nutricional utilizado naturalmente para tratar a DA e a DM. A aplicação do melão amargo na medicina ainda está na sua fase inicial, mas tem potencial para ser um tratamento seguro e eficaz para distúrbios metabólicos.

Ethan Basch *et al.*, 2003 O melão amargo pode ter efeitos hipoglicemiantes, mas os dados não são suficientes para recomendar a sua utilização na ausência de uma supervisão e monitorização cuidadosas.

Asir *et al.*, 2023 O extrato de MC restaurou as propriedades bioquímicas negativas e

alterações histoquímicas causadas pelo IRI devido às suas propriedades antioxidantes e apoiou a sobrevivência celular através da supressão da expressão de APAF-1.

Farooqi *et al.*, 2018 *A M. charantia,* uma fonte de excelência de produtos químicos bioactivos, tem sido explorada pelos seus efeitos supressores do cancro e pelos seus benefícios para a saúde. Verificou-se que modula várias proteínas envolvidas em diferentes vias de sinalização, regulando eficazmente a apoptose e a metástase em vários cancros. A investigação futura deve centrar-se na identificação das vias visadas pela *M. charantia*, combinando extractos ou substâncias químicas bioactivas com fármacos quimioterapêuticos e testando a biodisponibilidade e a biodistribuição em ratinhos xenografados.

Grover *et al.*, 2004 *A M. charantia* (MC) é um remédio natural importante para várias doenças, incluindo diabetes, doenças virais, gripe e psoríase. Reduz o açúcar no sangue, atrasa as complicações e é anti-infecioso. O MC é barato e está facilmente disponível nos países tropicais. No entanto, é necessária uma normalização e ensaios clínicos controlados. A maioria dos estudos utilizou preparações brutas de MC, e poucos demonstraram a atividade biológica dos compostos de MC. O MC tem potencial anticancerígeno contra vários tipos de cancro, mas são necessários mais estudos. O MC ou MAP30 tem potencial para o tratamento do VIH e de outras infecções. Pode ser benéfico como ajuda alimentar nos países em desenvolvimento. No entanto, o MC não deve ser utilizado durante a gravidez devido à sua atividade abortiva e à sua fraca atividade estimulante uterina.

Haiying *et al.*, 2020 O estudo combina MCP e PT em nanofibras electrospun, revelando uma incorporação bem sucedida de PT e propriedades antimicrobianas e antioxidantes melhoradas. O tratamento com plasma frio melhora as propriedades antibacterianas e antioxidantes destas nanofibras, tornando-as promissoras para utilização em sistemas alimentares.

Jia-Jia *et al.*, 2018 O estudo concluiu que os polissacáridos do sumo de *M. charantia* fermentado têm potenciais efeitos anti-obesidade. Reduziram o peso corporal, reduziram a acumulação de células adiposas e de gordura, diminuíram os níveis séricos de lípidos e de stress oxidativo e aumentaram o teor de adiponectina. A fermentação pode ser uma abordagem eficaz para melhorar a capacidade dos polissacáridos para aliviar a obesidade.

Matsumura *et al.*, 2020 O estudo investiga a arquitetura genética de caraterísticas quantitativas na cabaça amarga, uma importante planta vegetal e medicinal asiática. Revela divergência entre cultivares selvagens e do sul da Ásia há cerca de 6.000 anos, seguida pela separação de cultivares do sudeste asiático há 800 anos. O estudo realça a importância de investigar exemplos de domesticação não clássica que mostrem sinais de seleção equilibrada e arquitetura de caraterísticas poligénicas, para além da clássica varredura selectiva em factores mendelianos.

Saliu *et al.*, 2019 PA e MA modularam biomoléculas e melhoraram o desequilíbrio redox em ratos stressados com DOX, sugerindo potencial como nutracêuticos ou candidatos a medicamentos para o tratamento da cardiotoxicidade e complicações associadas ao tratamento com DOX.

Yue *et al.*, 2019 Este estudo isolou quatro novas espécies de cucurbitáceas

triterpenos, charantosídeos XI-XIV (1-4), e estudaram as suas estruturas químicas. Os compostos mostraram actividades anti-proliferativas e citoprotectoras contra lesões induzidas por H2O2 em células MIN6 β. O composto 3 mostrou uma citotoxicidade significativa contra as células HeLa. São necessários mais estudos para compreender as suas actividades mecanicistas.

Jimmy T. Efird *et al.*, 2014 Os potenciais benefícios do melão amargo na redução do açúcar no sangue e no abrandamento da progressão da diabetes continuam a ser controversos, mas são necessários futuros estudos clínicos para estabelecer recomendações políticas.

Jing Yang *et al.*, 2022 O estudo investiga a arquitetura genética de caraterísticas quantitativas na cabaça amarga, uma importante planta vegetal e medicinal asiática. Revela divergência entre cultivares selvagens e do sul da Ásia há cerca de 6.000 anos, seguida pela separação de cultivares do sudeste asiático há 800 anos. O estudo realça a importância de investigar exemplos de domesticação não clássica que mostrem sinais de seleção equilibrada e arquitetura de caraterísticas poligénicas, para além da clássica varredura selectiva em factores mendelianos.

Emanuel L. Peter *et al.*, 2022 O projeto de mistura D-optimal foi utilizado com sucesso para criar uma forma de dosagem de cápsulas de ervas com uma carga de fármaco de 76%, satisfazendo atributos de qualidade como o tempo de desintegração, fluidez, TPC e TFC, permitindo estudos biológicos adicionais antes da produção comercial.

Juyun Ma *et al.*, 2021 O estudo investiga o papel dos polissacáridos *de Momordica charantia* (MCPs) na promoção da proliferação de células estaminais neurais (NSC) durante a isquemia/reperfusão cerebral (I/R) após o AVC. Experiências in vivo mostraram que as MCPs recuperaram a memória e as capacidades de aprendizagem em ratos e aumentaram a proliferação de NSC nas zonas subventricular e subgranular. Experiências in vitro mostraram que as MCP estimularam a proliferação de células C17.2 em condições de privação de oxigénio e glucose. O estudo sugere que as CIM podem promover a recuperação do AVC através do aumento da atividade da SIRT1, da diminuição da β-catenina acetilada e da promoção da translocação nuclear da β-catenina.

Syed Rashel Kabir *et al.*, 2014 O estudo descobriu que as sementes de *Momordica charantia* (MCL) exibem inibição do crescimento contra células de carcinoma de ascite de Ehrlich (EAC) em diferentes concentrações. In vivo, a MCL mostrou inibições de crescimento contra as células EAC em doses variáveis. Os níveis de glóbulos vermelhos e hemoglobina aumentaram com a diminuição das células EAC, e não foi observada paragem do ciclo celular. O MCL também mostrou toxicidade contra náuplios de artémia.

Abdelhay Mohammed ALI *et al.*, 2022 O estudo investigou o efeito antidiabético da *Morbida charantia* (MC) nas ilhotas pancreáticas de ratos Wistar machos diabéticos. O MC foi administrado em doses variáveis e os resultados mostraram que as doses orais aumentaram as células beta positivas para a insulina e o tamanho e número das ilhotas pancreáticas. Além disso, o MC reduziu os níveis de glucose no sangue em jejum, sugerindo que induz efeitos antidiabéticos.

Keiichi Hiramoto *et al.*, 2020 O estudo sugere que a metilcisteína (MC) pode preservar a função dos órgãos sexuais em ratos envelhecidos e melhorar a condição da pele através da manutenção dos níveis de hormonas sexuais. O estradiol e a testosterona, produzidos em ratinhos fêmeas e machos, respetivamente, inibem a secreção de MMP-1 e HYAL2 e a desmontagem do colagénio, respetivamente.

Ravichandran *et al.*, 2022 O estudo analisou o transcriptoma do fruto da cabaça amarga, identificando 39 genes de comprimento total envolvidos na biossíntese do óleo de sementes. Os resultados ajudarão a identificar promotores específicos de tecido e fornecerão recursos genómicos valiosos para pesquisas futuras, incluindo abundância de transcrição específica de tecido e marcadores SSR.

Mituiassu *et al.*, 2020 *Mormodica charantia* uma planta com potencial medicinal, foi testada quanto à sua atividade larvicida contra o Aedes aegypti. O estudo encontrou alta toxicidade de extratos de acetato de etila, com larvas morrendo em concentrações de 200 e 100 µg/mL. O extrato de hexano mostrou baixa toxicidade, enquanto o metanol mostrou 78% de mortalidade larval. Os resultados sugerem que a purificação de extractos de M. charantia pode potencialmente controlar o *Aedes aegypti.*

Lawrence *et al.*, 2009 A alimentação como medicamento (MC) tem sido utilizada há séculos para tratar a diabetes. No entanto, os dados clínicos actuais são muitas vezes imperfeitos devido a pequenas amostras, à falta de controlo e a uma conceção deficiente dos estudos. São necessários ensaios mais bem concebidos para validar a eficácia da MC como um tratamento nutricional natural, especialmente para as minorias étnicas.

Lim Soo May *et al.*, 2018 Os suplementos de *Momordica charantia* fornecem um substituto seguro para o uso de medicação analgésica em pacientes com osteoartrite primária do joelho, aliviando a dor e melhorando os sintomas. Logo após três meses de utilização do suplemento, estes impactos positivos tornam-se evidentes.

Liva Harinantenaina *et al.*, 2006 O fracionamento bioguiado de As cabaças secas *de Momordica charantia* produziram três novos triterpenóides de cucurbitana e oito compostos conhecidos. A aglicona do morbidicosídeo I foi encontrada em quantidades elevadas. Os compostos principais, 5b,19-epoxy-3b,25-dihydroxycucurbita- 6,23(E)-diene e 3b,7b25-trihydroxycucurbita-5,23(E)-dien-19-al, mostraram efeitos hipoglicémicos no sangue em ratinhos machos da estirpe ddY induzidos por diabetes a 400 mg/kg. Esta é a primeira demonstração dos principais compostos cucurbutanóides puros de M. charantia.

Meiqi Fan *et al.*, 2019 Os extractos de plantas têm demonstrado potenciais propriedades anti-obesidade devido à sua baixa toxicidade ou benefícios não tóxicos. No entanto, os ingredientes activos da *M. charantia* não foram sistematicamente estudados, e o seu mecanismo de ação em animais é controverso. Apesar da sua utilização regular nos países asiáticos, não existe uma aplicação industrializada em grande escala e há poucos relatórios sobre a utilização abrangente da *M. charantia*. Esta revisão resume os componentes bioquímicos da *M. charantia*, os seus mecanismos de ação e os progressos actuais nesta área.

Meiqi Fan *et al.*, 2021 *A Momordica charantia,* uma videira tropical, tem sido utilizada na medicina tradicional para tratar várias doenças. Esta revisão examina os efeitos anti-obesidade de vários componentes bioactivos da *M. charantia*, incluindo proteínas, triterpenóides, saponinas, fenólicos e ácidos linolénicos conjugados. Estes componentes inibem a síntese de gorduras, promovem a utilização da glicose e estimulam a atividade hipolipemiante. A revisão também discute os riscos do consumo excessivo e a aplicação da *M. charantia.* Embora seja necessária mais investigação, esta revisão sugere que *a M. charantia* tem potencial terapêutico e potencial para produtos de saúde e medicamentos anti-obesidade.

Nantana Nuchtavorn *et al.*, 2023 O estudo aplicou com êxito Fe3O4@MIPs e @MIPs de papel, juntamente com HPLC-DAD, para analisar a charantina em pó seco de frutos de M. charantia e produtos à base de plantas. Este método amigo do ambiente requer pouco solvente orgânico, uma preparação eficiente da amostra e pouco espaço de armazenamento. O método facilitou a separação dos três componentes principais da charantina, mas é necessária uma investigação mais aprofundada. O método pode ser utilizado para a análise quantitativa de outros marcadores em amostras de ervas.

Nur Adelina *et al.*, 2021 O THCB, um composto natural da *M. charantia,* actua como um ligando PPARγ, causando atividade transcricional

PPRE, aumentando a expressão do gene alvo PPARγ e promovendo a diferenciação de pré-adipócitos 3T3-L1 em adipócitos, oferecendo potencialmente potenciais agentes terapêuticos contra a diabetes tipo II com menos efeitos secundários.

Cheow Peng Ooi *et al.*, 2010 Esta revisão teve como objetivo avaliar os efeitos da *Momordica charantia* na diabetes mellitus tipo 2. Os ensaios mediram os resultados substitutos e avaliaram os eventos adversos. Os resultados não mostraram qualquer melhoria significativa no controlo da glicemia, colesterol total ou índice de massa corporal em comparação com o placebo. No entanto, os resultados devem ser interpretados com cautela devido à baixa qualidade metodológica e ao pequeno tamanho da amostra. Os estudos não discutiram a qualidade de vida relacionada com a saúde, os efeitos adversos ou os custos.

Gangadhara *et al.*, 2021 O estudo analisou seis caraterísticas principais relacionadas com o rendimento da cabaça amarga utilizando a população de mapeamento F2:3. Dois QTLs principais explicaram 24,25% da variação fenotípica para o comprimento do fruto, 32,65% para o diâmetro do fruto, 10,81% para o peso do fruto, 31,08% para o número de frutos por planta e 23,28% para o rendimento por planta.

Perez *et al.*, 2018 O atual estudo de campo de três anos demonstra que é viável cultivar melão amargo comercialmente no Texas com condições climáticas e agronómicas adequadas. Devido à sua abundância em compostos fenólicos, aminoácidos e ácido ascórbico, o melão amargo é uma fonte alimentar valiosa que pode melhorar a saúde humana.

Popovich *et al.*, 2010 Um extrato de sementes de melão amargo reduziu a viabilidade das células 3T3-L1 em modelos de diferenciação de pré-adipócitos em adipócitos. O extrato causou uma paragem G2=M no ciclo celular e reduziu a acumulação de lípidos durante a diferenciação. A BMS, um produto agrícola subutilizado, pode ter potencial para produtos nutracêuticos.

Dandawate *et al.*, 2016 *Momordica charantia,* também conhecida como melão amargo ou cabaça amarga, é uma planta com propriedades medicinais utilizada na medicina tradicional. Cultivada a nível mundial, é utilizada em vários pratos e tem propriedades antioxidantes, anti-inflamatórias, anticancerígenas, antidiabéticas, antibacterianas, anti-obesidade e imunomoduladoras. Os constituintes químicos bioactivos da planta incluem triterpenóides do tipo cucurbitano, glicosídeos triterpénicos, ácidos fenólicos, flavonóides, óleos essenciais, saponinas, ácidos gordos e proteínas. Estes compostos e proteínas têm uma atividade biológica potente, fornecendo uma base para o desenvolvimento de novas moléculas de medicamentos.

Qing-Yan *et al.*, 2007 Três novas saponinas triterpenóides do tipo cucurbitano, momordicoside M, N e O, foram isoladas de frutos de Momordica charantia, e as suas estruturas foram elucidadas utilizando propriedades químicas e dados espectrais.

Rawaba Arif *et al.*, 2021 Este estudo prevê as propriedades físico-químicas da proteína semelhante à napina de *M. charantia,* revela a sua estrutura, interações e análise filogenética. Sugere que a napina e as proteínas semelhantes à napina podem ser uma nova plataforma para uso medicinal contra infecções microbianas. São necessários mais estudos para explorar estas potencialidades e explorá-las comercialmente.

Shanyong Yi *et al.*, 2020 Este estudo investiga alterações transcriptómicas em plântulas *de M. charantia*, reunindo 118.590 unigenes e 554 DEGs em resposta à elicitação de MeJA. A análise revela uma complexidade transcricional significativa e fornece informações valiosas sobre a descoberta e regulação de genes. Foram identificados 11 DEGs de 9 vias, possivelmente envolvidos na biossíntese de metabolitos secundários. Uma análise mais aprofundada dos genes anotados em TFs poderia contribuir para a compreensão dos padrões de regulação e para a investigação genómica futura.

Shohei Takase *et al.*, 2018 A Momordica charantia, uma melancia amarga, contém cucurbitacinas e triterpenos do tipo multiflorano, que têm actividades farmacológicas. Estes triterpenóides são biossintetizados a partir de 2,3-oxidosqualeno por oxidosqualeno ciclase (OSC) responsável. A análise de RNA-seq identificou quatro genes OSC: cucurbitadienol sintase (McCBS), isomultiflorenol sintase (McIMS), β-amirina sintase (McBAS) e cicloartenol sintase (McCAS).

Shuo Jia *et al.*, 2017 A investigação sobre as bioactividades da M. charantia tem sido rápida, com a identificação de componentes bioactivos a ganhar atenção. A longo prazo, o foco deve ser em estudos clínicos, particularmente polissacarídeos, para esclarecer a eficácia dos constituintes da planta. No entanto, os potenciais efeitos adversos, como a hipoglicemia em doentes diabéticos e os potenciais efeitos secundários no corpo humano, necessitam de uma investigação mais aprofundada. As potenciais aplicações da planta nos sectores alimentar e farmacêutico estão ainda numa fase inicial, mas os seus benefícios para a saúde ainda não foram totalmente aproveitados.

Soo Kyoung Kim *et al.*, 2020 O melão amargo tem potenciais efeitos anti-diabéticos em humanos. Assim, o melão amargo pode ser uma opção útil como tratamento adjuvante em pacientes com diabetes tipo 2.

Subhramalya Dutta *et al.*, 2021 Um estudo sobre mutantes de cabaça amarga revelou que doses crescentes de raios gama levaram a uma redução da germinação das sementes, do comprimento da videira e da fertilidade do pólen na geração M1. No entanto, na geração M2, não foi observada uma redução significativa e ocorreram poucos danos, particularmente no comprimento da videira. A maior frequência de mutação foi observada quando Meghna-2 foi tratado a 200 Gy e BG-1346501 a 100 Gy. O espetro de mutação foi baixo, mas dois mutantes putativos, Meghna-2 com forma sexual ginóica e BG-1346501 com teores elevados de charantina, b-caroteno e ácido ascórbico, têm potencial para utilização futura no melhoramento da cabaça amarga.

Sumit Mishra *et al.*, 2020 O estudo identifica metabolitos fitomedicinais no pericarpo, na casca e nas sementes do fruto *da Momordica charantia*, revelando um agrupamento de perfis metabólicos. Os extractos de frutos revelaram um conteúdo antioxidante significativo no pericarpo e nas sementes, enquanto a casca continha quantidades mais elevadas de fitoesteróis como a charantina e a momordicina, que se correlacionam com a atividade antidiabética.

Sundar Poovitha *et al.*, 2020 Os extractos proteicos das variedades de cabaça amarga "Charantia" e "Muricata" mostraram efeitos anti-lipidémicos e antioxidantes em ratos diabéticos, com doses mais elevadas a exibirem efeitos mais pronunciados. A Muricata mostrou uma melhor atividade antioxidante, sugerindo um potencial para utilização terapêutica na diabetes tipo 2 e complicações relacionadas.

Thao Quyen Cao *et al.*, 2021 O melão amargo, *Momordica charantia* L., tem sido estudado pelo seu potencial tratamento de doenças do estômago e pelas suas propriedades anti-diabéticas. No entanto, pouco se sabe sobre os compostos específicos responsáveis pelas suas actividades anti-inflamatórias. Uma investigação fitoquímica levou ao isolamento de 15 compostos, que foram considerados inibidores potentes de citocinas pró-inflamatórias TNF-α, IL-6 e IL-12 p40 em células dendríticas derivadas da medula óssea estimuladas por LPS.

Komal *et al.*, 2016 O estudo explora o papel dos componentes derivados de alimentos integrais na modulação das vias metabólicas e de sinalização em indivíduos saudáveis e doentes. O melão amargo, um alimento integral da família das Cucurbitáceas, ganhou atenção como medicina alternativa nos países desenvolvidos devido ao seu potencial para combater a obesidade e as aberrações metabólicas associadas à diabetes tipo II e à sua eficácia anticancerígena contra várias doenças malignas. O objetivo desta revisão é apresentar uma análise exaustiva dos componentes do melão amargo e dos seus atributos benéficos, centrando-se na dupla eficácia contra os factores de risco associados à obesidade e à diabetes de tipo II e abordando a lacuna de conhecimentos sobre as interações medicamentosas do melão amargo.

Shuzhen Wang *et al.,2016* A investigação sobre legumes e frutos dietéticos com benefícios para a saúde a longo prazo está a centrar-se na M. charantia, um alimento funcional promissor. No entanto, é necessário verificar os efeitos adversos em crianças e em modelos de ratinhos. É essencial a caraterização exacta dos constituintes activos, a farmacologia bioactiva e os nutracêuticos seguros.

Xueli Cao *et al.*, 2018 Os frutos de *M. charantia* contêm um novo triterpenóide do tipo cucurbitano e nove compostos conhecidos que exibem efeitos anti-envelhecimento na levedura. As propriedades antienvelhecimento destes compostos dependem da sua capacidade antioxidante e da regulação do gene da levedura.

Yong-chao Li *et al.*, 2015 Um novo triterpenóide do tipo 19-nor cucurbitano foi isolado dos caules *de Momordica charantia*. A sua estrutura química foi elucidada através de experiências 1D NMR e 2D NMR.

Yongli Liu *et al.*, 2021 Um novo CD fluorescente, fabricado através de tratamento hidrotérmico de *Momordica charantia* L, possui uma fototoestabilidade brilhante e pode ser utilizado como um detetor sensível, rápido e sensível de pAAB. A simplicidade e a eficiência de custos do sensor tornam-no potencial para aplicações ambientais.

Yu Niu *et al.*, 2020 O estudo concluiu que o stress a baixas temperaturas danifica as plântulas de cabaça amarga sensíveis ao frio, enquanto as espécies resistentes ao frio apresentam mecanismos anti-frio ao nível do metabolismo e dos genes. Estes mecanismos de defesa incluem a acumulação de substâncias de osmoregulação e a mobilização de sistemas antioxidantes. Os genes principais, como McSOD1, McPDC1 e McCHS1, são cruciais para manter o equilíbrio oxidante-antioxidante. As cabaças amargas resistentes ao frio têm um melhor desempenho do que as susceptíveis ao frio.

Yung-Sheng Lin *et al.*, 2020 O estudo examinou as propriedades antioxidantes do sumo MC e MCVAS, analisando os seus efeitos na eliminação de DPPH, FRP e TPC. Os resultados mostraram que o MCVAS tinha uma atividade antioxidante mais elevada, mas diminuiu significativamente após 3 dias de armazenamento, sugerindo que as temperaturas mais baixas poderiam atenuar esta situação.

Fan Zhang *et al.*, 2016 O estudo explora o isolamento e a caraterização de polissacáridos bioactivos a partir de recursos naturais, especificamente de *Momordica charantia* L., uma planta tropical utilizada na medicina herbal e em vegetais. Verificou-se que os polissacáridos têm várias actividades biológicas, incluindo antitumoral, imunomodulação, antioxidante, antidiabetes, radioprotecção e proteção contra a hepatite.

Zhaoli Hu *et al.*, 2020 O estudo revela que os MCPs podem regular positivamente a atividade do SIRT1, levando à desacetilação da β-catenina e ao acúmulo nuclear, promovendo a diferenciação neuronal no IRI mímico. Isto sugere que as CIM podem ser um novo agente protetor dos nervos, antioxidação, anti-inflamação, anti-tumor e agente regulador da neurogénese, sugerindo o seu extrato aquoso como uma potencial estratégia terapêutica para o AVC isquémico.

Zheng-Cai Du *et al.*, 2020 *Momordica cochinchinensis,* um fruto indígena do Sul da Ásia, tem sido utilizado na medicina tradicional chinesa pelas suas propriedades antioxidantes e anti-inflamatórias. Estudos demonstraram que as suas sementes contêm potenciais actividades anticancerígenas. Num estudo, embriões de peixe-zebra foram expostos a diferentes doses do extrato de sementes, resultando em cardiotoxicidade, como edema pericárdico, apoptose cardíaca, aumento da produção de ROS e redução da expressão genética da função cardíaca.

Zhi-gang Gong *et al.*, 2016 Este estudo analisou soros de ratinhos obesos e *tratados com M. charantia*, revelando que 8 semanas de suplementação dietética suprimiram os níveis de gordura e insulina do peso corporal em ratinhos obesos. Os dados metabolómicos mostraram que a M. charantia restaurou as superproduções do metabolismo energético e de nutrientes em ratos obesos. O estudo também demonstrou os efeitos anti-inflamatórios e de resistência à insulina da *M. charantia* na obesidade.

Planta 6: Momordica dioica Roxb

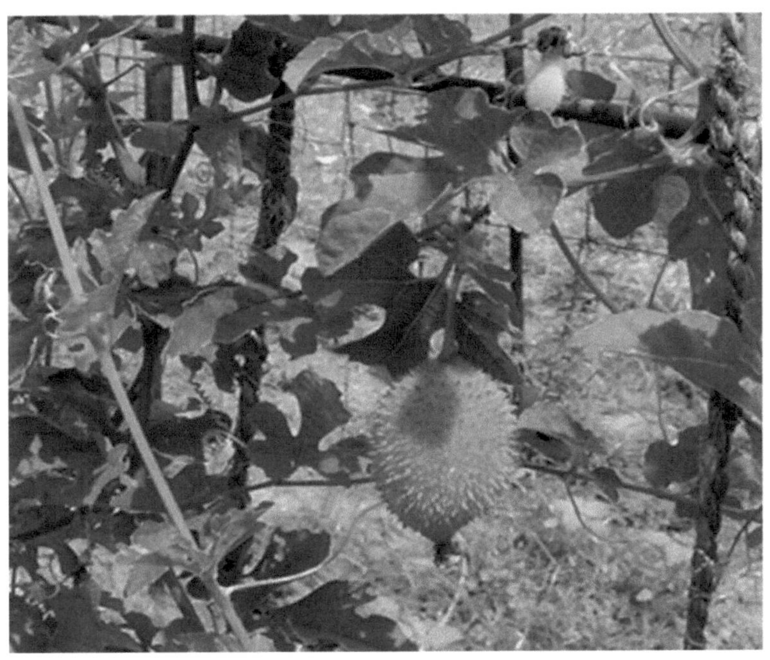

Classificação científica

Reino: Plantae

Filo: Angiospérmicas

Ordem: Cucurbitáceas

Família: Cucurbitáceas

Género: Momordica

Espécie: dioica

Nome comum

Pepino de duas folhas, cabaça espinhosa ou cabaça espinhosa.

Descrição

Originária da América Central, *a Momordica dioica* é uma trepadeira anual vulgarmente conhecida pelo nome comum "Momordica de duas folhas". Apresenta um tufo de pequenas folhas na base do seu caule fino. Cresce em espaços abertos como campos, valas e regiões perturbadas.

Utilizações e benefícios

Devido às suas qualidades antioxidantes e anti-inflamatórias, *a Momordica dioica* é utilizada na medicina tradicional chinesa. Além disso, é utilizada para tratar a melancolia, o stress e a exaustão. Pensa-se também que tem qualidades anti-cancerígenas e anti-envelhecimento.

Distribuição

Os estados nativos de Andhra Pradesh, Karnataka e Tamil Nadu são o lar da *Momordica dioica.*

O habitat natural de *Momordica dioica*

Encostas secas e rochosas no México

Compostos bioactivos

Vitaminas, minerais, ácido ursólico, alcalóides, esteróides, triterpenóides, flavonóides e glicosídeos (https://www.selinawamucii.com/plants/cucurbitaceae/momordica-dioica)

Revisão da literatura sobre *Momordica dioica* Roxb

Thanki *et al.,* 1978 A estrutura e o desenvolvimento da coluna vertebral foram estudados no fruto de *Momordica dioica* Roxb. Momordica Frutos de várias fases de desenvolvimento foram colhidos no campus agrícola.

Thirupathi *et al.,* 2006 A Momordica dioica é extraída por metanol e foi estudada quanto à sua ação hepatoprotectora em ratos Wistar machos, induzindo danos no fígado com tetracloreto de carbono. Em seguida, realizou-se um estudo hepatoprotector, um estudo boquímico e verificou-se que o extrato bruto de Momordica dioica também possuía uma atividade antioxidante ligeira.

Thiruvengadam *et al.*, 2007 A cabaça da espinha é uma planta medicinal cultivada pelo seu fruto, que é utilizado como vegetal. O protocolo desenvolvido poderia estabelecer o potencial de produção de plântulas *de Momordica dioica* a partir de explantes de pecíolo através de embriogénese somática. Tal como a seleção in vitro, a produção de sementes sintéticas e o desenvolvimento de estudos de transformação genética na cabaça da espinha.

Bhavana Bawara *et al.*, 2017 *Momordica dioica* Roxb.é uma trepadeira perene, diócea, pertencente à família Cucurbitaceae. Tem sido estudado ainda muitos aspectos ainda estão para explicar afrodisíaco, anticancerígeno, imunomodulador. Atividade sedativa e ansiolítica.

Safia *et al.*, 2013 O extrato metanólico bruto foi extraído e fraccionado em éter de petróleo, água com clorofórmio para produzir o extrato aquoso. Para obter o extrato aquoso, o bagaço foi macerado em água com clorofórmio. Os resultados sugerem que o extrato de MDR possui um bom poder hipolipidémico e anti-obesidade, o que pode dever-se ao seu potencial antioxidante e de eliminação de radicais livres. MEMD e FFMD utilizados como atividade hipolipidémica e antioxidante.

Das *et al.*, 2016 Os medicamentos à base de plantas desempenham um papel importante nos programas de cuidados de saúde, especialmente nos países em desenvolvimento. Aconselha-se a administração oral de 50 ml de sumo de raiz uma vez por dia com o estômago vazio para combater a diabetes. Acredita-se que o uso superficial de pasta de raiz em todo o corpo actua como sedativo.

Sushila Rathee *et al.*, 2017 Os frutos e as folhas da planta trepadeira *Momordica diotica* são tradicionalmente utilizados como agente medicinal na asma, lepra, bronquite e obstipação. Em seguida, os teores totais de fenólicos e flavonóides e a análise de resíduos tóxicos foram estudados de acordo com as diretrizes da OMS. Este estudo utilizou ensaios bioquímicos relativos ao nível de glicose no sangue de diferentes modelos animais, revelando que o extrato metanólico do fruto foi encontrado para atividade antidiabética.

Deepak Kumar *et al.*, 2017 A planta é extraída por metanol, álcool, extrato de acetato de etilo no fruto, semente, raiz. Em seguida, o artigo centrou-se principalmente no potencial fitoquímico e farmacológico de *Momordica dioica* Roxb. Contém uma quantidade significativa de antioxidantes, vitaminas, metabolitos secundários e outros ingredientes. É utilizada no tratamento da diabetes, do cancro e de doenças neurodegenerativas.

Venkateshwarlu *et al.*, *2017 Momordica dioica* é uma trepadeira perene, dióica e cucurbitácea. Os extractos de frutos de *Momordica dioica* (metanólico e etanólico) foram analisados para determinar os componentes químicos activos e para explorar as suas caraterísticas fitoquímicas.

Prabhakar *et al.*, 2017 Momordica dioica foram avaliados num
O estudo foi efectuado em blocos aleatórios com duas repetições no campo de investigação hortícola. A análise do coeficiente de conclusão revelou que a produção de frutos foi significativa. A análise da trajetória revelou que o número de frutos por planta teve um efeito direto elevado e positivo na produção de frutos a nível genotípico e fenotípico, indicando que estas caraterísticas influenciaram a produção de cabaça.

Dwived *et al.*, 2018 *Momordica dioica* colhida sob as condições agro-climáticas da zona prevalecente no distrito de Giridih de Jharkhand Em seguida, o cultivo de videiras Kheksa com folhas de lóbulo único plantadas sob a aplicação de fertilizante de Nitrogénio @400Kg e potássio @150 kg será atrativo. A cultura da Kheska é benéfica para os agricultores do distrito de Giridih e das zonas adjacentes das condições agroclimáticas da Zona V de Jharkhand e poderá melhorar as condições socioeconómicas da população da zona.

Anjamma *et al.*,2018 *Momordica dioica* foram analisadas quanto à presença de diferentes constituintes fitoquímicos. Em seguida, extraiu-se por metanol de frutas e raízes. As plantas secas são pulverizadas e armazenadas em recipiente hermético a 4 graus celcius para uso futuro. Em seguida, é também extraída com metanol num aparelho Soxhlet. Os frutos e as raízes são ricos em fitoquímicos. A atividade antibacteriana do extrato de frutos foi superior à do extrato de raízes, tanto para gram positivos como para gram negativos.

Planta 7: *Momordica foetida* Schumach

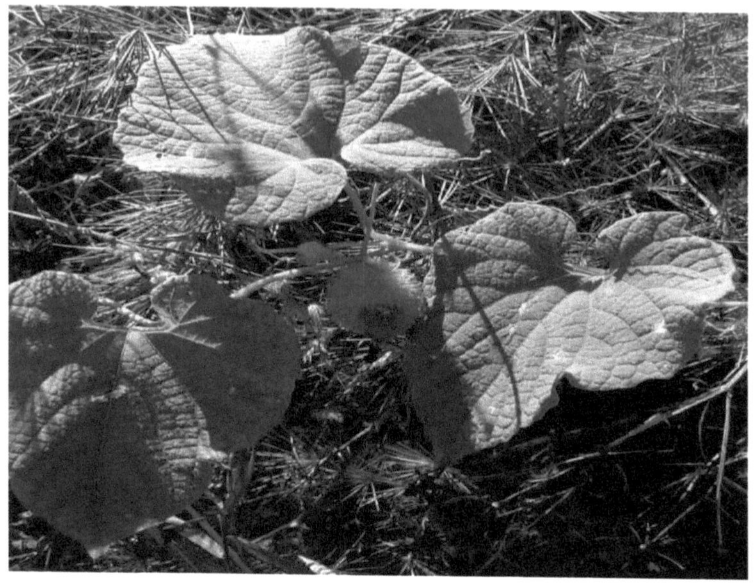

Classificação científica

Reino: Plantae

Filo: Angiospérmicas

Ordem: Cucurbitáceas

Família: Cucurbitáceas

Género: Momordica

Espécie: foetida

Nomes comuns

Bálsamo de cheiro desagradável

Momordica foetida

Cabaça amarga com mau cheiro

Sinónimos

- *Momordica vogelii* Planch. ex Benth. [desconhecida].
- *Momordica mannii* Hook.f. [desconhecido]

- *Momordica morkorra A.*Rich. [desconhecido].
- *Momordica schimperiana* Naudin [desconhecido]
- *Momordica cucullata* Hook.f. [*desconhecido/*
- *Cucumis cordifolius* E. Mey. ex Sond. [desconhecido].
- *Momordica cordifolia* Sond. [desconhecido]

Descrição

A Momordica foetida é uma erva anual nativa de África, também conhecida por muitos outros nomes comuns, incluindo Fetid momordica. Pode atingir uma altura de um metro e cresce de forma alastrante. Os prados e as florestas abertas são o seu habitat.

Utilizações e benefícios

A Momordica foetida é um arbusto decorativo que se encontra em parques e jardins. Como erva medicinal, é também utilizada para curar uma série de doenças, incluindo febre, constipações, tosse e dores de cabeça.

Distribuição

A Momordica foetida pode ser encontrada na África tropical, em Madagáscar e nas Ilhas Mascarenhas.

Composto bioativo

1,β-hidroxifriedel-6-en-3-ona, 5,25-estigmastadien-3β-il glucósido e sitosteril glucósido.
(https://www.selinawamucii.com/plants/cucurbitaceae/momordica-foetida)

Revisão da literatura sobre *Momordica foetida* Schumach

Rosaria Acquaviva *et al.*, 2013 O extrato aquoso de *Momordica foetida* schumach tem uma atividade antioxidante que pode ser atribuída ao seu elevado teor em compostos fenólicos e flavonóides. As suas propriedades anti-radicais contribuem provavelmente para a sua capacidade de prevenir a adipogénese de HMSC. Como técnica de prevenção da síndrome metabólica, é útil.

Nyiramugisha *et al.*, 2021 As folhas frescas de *Momordica foetida* foram colhidas à mão numa quinta em Ishaka, no distrito de Bushenyl. Sugere-se que o extrato de folhas em metanol de *Momordica foetida* possui actividades analgésicas que podem ser mediadas através das vias centrais e periféricas da dor e apoia a sua utilização folclórica no tratamento da dor.

Mariama *et al.*, 2022 É recolhida na planta foetida e a preparação do extrato de metanol. Os resultados sugeriram que o MEMF, especialmente na dose de 100mg/kg, apresenta um efeito protetor contra as alterações induzidas pelo Parastar na função reprodutora dos machos, e este efeito pode ser atribuído, pelo menos em parte, ao potencial antioxidante do extrato da planta, que ainda não foi comprovado.

Yusuf *et al.*, 2022 É uma erva trepadeira perene com flores vistosas, nativa da África tropical, mas encontrada em todos os tópicos e na África Austral. Os extractos mostram apenas actividades antimaláricas ligeiras; foi demonstrado cientificamente que possui uma atividade antioxidante muito forte. No entanto, são necessários mais estudos para se poder chegar a uma conclusão correta sobre a eficácia.

Planta 8: Momordica friesiorum

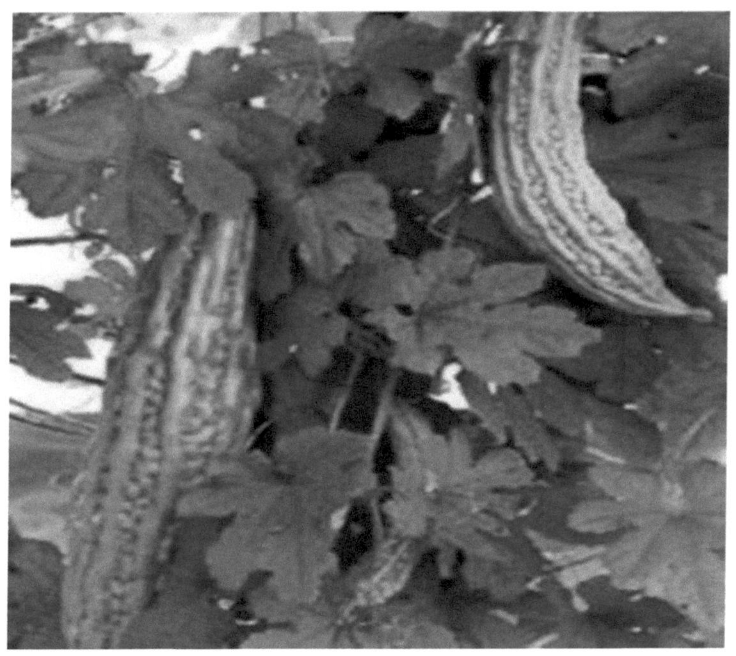

Classificação científica

Reino: Plantae

Filo: Angiospérmicas

Ordem: Cucurbitáceas

Família: Cucurbitáceas

Género: Momordica

Espécie: friesiorum

Nomes comuns

Momordica friesiorum

Cabaça amarga de Fries

Friesiorum Cabaça amarga

Pepino africano

Descrição

A Momordica friesiorum, frequentemente conhecida por vários nomes coloquiais, é uma espécie de planta com flor pertencente à família das Cucurbitáceas. Cresce em zonas húmidas e sombreadas da América Central e do Sul, de onde é originária. É uma erva anual com um diâmetro de caule de até 5 cm e uma altura máxima de 1 m.

Utilizações e benefícios

A medicina tradicional utiliza a momordica friesiorum para tratar dores de cabeça, dores de estômago e febre. É também aplicada como um dissuasor natural dos insectos.

Distribuição

O Bangladesh, o Sri Lanka e a Índia são os locais de origem da Momordica friesiorum. Pode ser encontrada em espaços abertos como campos, valas à beira da estrada e regiões perturbadas.

COMPOSTOS BIOACTIVOS:

Charantina, momordenol e momordicilina. (https://www.selinawamucii.com/plants/cucurbitaceae/momordica-friesiorum)

Revisão da literatura sobre *Momordica friesiorum*

Gabriel *et al.*, 2017 Planta identificada utilizada no tratamento de várias doenças, incluindo carbúnculo, malária cerebral e ervas utilizadas para desintoxicar a carne de um animal que morreu de carbúnculo. É utilizada para prevenir lesões musculares, entre muitas outras indicações terapêuticas. Concluiu-se determinar a eficácia.

Mwaura *et al.*, 2020 O estudo conseguiu gerar uma lista de espécies de plantas que são comercializadas e utilizadas como plantas medicinais. Esta espécie está listada no Apêndice 2 da CITES como uma espécie ameaçada. Espécies de Aloé que podem ser utilizadas para preparar diretrizes sobre domesticação e colheita sustentável destas espécies protegidas.

Planta 9: Momordica subangulata Subsp.

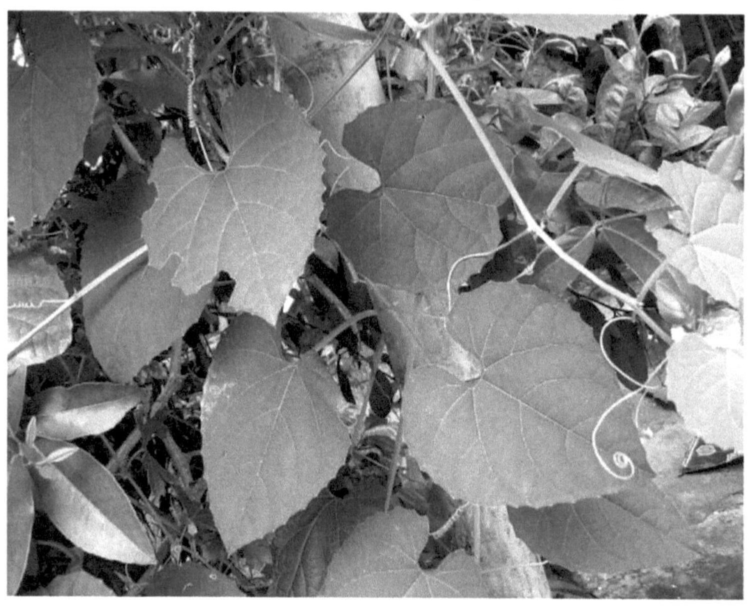

Classificação científica

Reino: Plantae

Filo: Angiospérmicas

Ordem: Cucurbitáceas

Família: Cucurbitáceas

Género: Momordica

Espécie: subangulata

Nomes comuns

Subangulata Momordica

Bálsamo-maçã Subangulata

Subangulata Cabaça amarga

Sinónimos

- *Momordica subangulata* renigera (Wall. ex G.Don) W.J.de Wilde [desconhecido]
- *Momordica subangulata* subangulata [desconhecido]
- *Momordica renigera* Wall. ex G.Don [desconhecido]
- *Momordica eberhardtii* Gagnep. [desconhecido].
- *Momordica laotica* Gagnep. [desconhecido].

Descrição

A Momordica subangulata (também chamada Maçã de Bálsamo Sub angular, entre muitos outros nomes comuns) é uma erva perene nativa da Ásia tropical. Tem folhas em forma de coração e flores amarelo-alaranjadas. Cresce em zonas húmidas e florestas.

Utilizações e benefícios

Nos jardins, a momordica subangulata é utilizada como cobertura do solo e como planta decorativa. Além disso, são feitos tapetes e cestos com ela.

Distribuição

A Momordica subangulata, nativa do Sudeste Asiático, encontra-se em regiões húmidas e sombreadas. Normalmente, é habitat de zonas húmidas como pântanos, charcos e margens de rios.
(https://www.selinawamucii.com/plants/cucurbitaceae/momordica-subangulata)

Revisão da literatura sobre Momordica Subangulata

Joseph John *et al.*, 2006 Havia 58 espécimes de herbário de Momordica subangulata Subsp.renigera na CAL e BSISH de Bengala

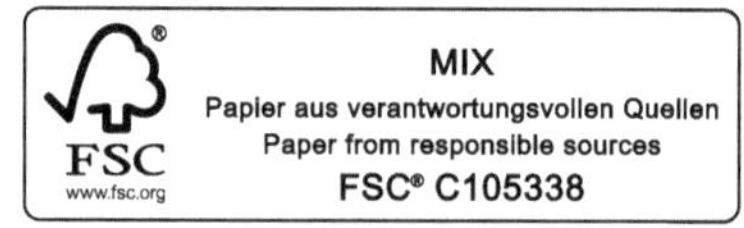

Printed by Books on Demand GmbH, Norderstedt / Germany